AF463475

MALADIE DU PAIN

SA RÉAPPARITION EN 1880

PAR

Étienne FERRAND

Chimiste-Pharmacien à Lyon

Membre du Conseil d'hygiène et de salubrité, etc., etc.

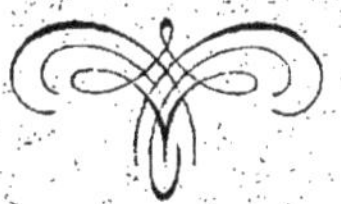

LYON

ASSOCIATION TYPOGRAPHIQUE

GIRAUD, RUE DE LA BARRE, 12

1880

MALADIE DU PAIN

SA RÉAPPARITION EN 1880

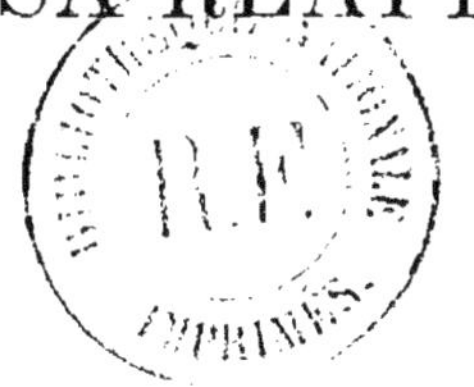

PAR

Étienne **FERRAND**

Chimiste-Pharmacien à Lyon

Membre du Conseil d'hygiène et de salubrité, etc., etc.

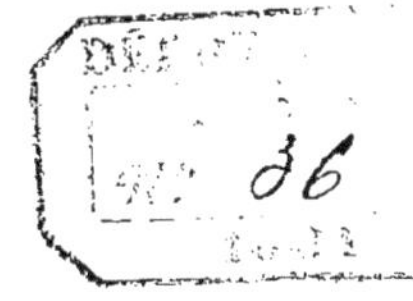

LYON

ASSOCIATION TYPOGRAPHIQUE

GIRAUD, RUE DE LA BARRE, 12

1880

MALADIE DU PAIN

SA RÉAPPARITION EN 1880

PAR

É. FERRAND

Un pain apporté, fin juillet, au commissariat de la Guillotière Lyon, a été saisi ; fait par un boulanger de la Mouche, il était le second qui de même sorte était livré, depuis quinzaine, par le même boulanger au même plaignant, ouvrier charpentier, affirmant avoir éprouvé, après son ingestion, et coliques, et malaise général.

La surface interne de ce pain était comme saupoudrée par une matière rouge orangé que l'on retrouvait çà et là dans les vacuoles plus profondes. L'on aurait pu croire *à priori* à la présence de la mine-orange ou à l'intervention de quelqu'une de ces poudres vendues pour faire lever le pain et mêlées de bicarbonate de soude ou de carbonate d'ammoniaque colorés avec du chromate de plomb ou du curcuma.

Il ne s'agissait là, disons-le de suite, ni d'une oxydation de plomb, ni d'une efflorescence saline ou poudre proprement dite, mais d'une végétation cryptogamique signalée déjà dans la science en des circonstances rares et en définitive absolument inconnues de la minoterie et de la boulangerie lyonnaises.

Mon inquiétude n'était pas moins vive, car en dehors de la question de sophistication que j'ai dû résoudre dans l'espèce par la négative, restaient celles non moins graves de la santé publique et de la responsabilité du vendeur pour émission de denrées alimentaires avariées ou corrompues.

S'agissait-il donc d'une altération de matières premières susceptible d'être reconnue par le boulanger accusé, ou d'un vice caché échappant à sa compétence?

Les farines ayant servi à la confection de ce pain avaient été aussitôt saisies ; j'ai dû les soumettre de suite à l'analyse et au contrôle d'une nouvelle panification : l'analyse m'a démontré qu'il fallait éloigner toute idée de sophistication, non-seulement en ce qui les concernait, mais en ce qui regardait le pain saisi lui-même, car il aurait pu recevoir telle ou telle addition, en dehors des dites farines, additions ayant pour objet de donner plus de prise d'eau, plus de rendement et finalement moins de conservation : riz, pomme de terre, etc.

La panification de contrôle que j'allais pratiquer dans les conditions les plus variées, et d'abord dans la boulangerie du prévenu, au sud de la Ville, puis à l'extrémité nord de Lyon et autre part encore, pouvait aider à découvrir, dans cette germination singulière, la part d'influence imputable soit aux minotiers, soit à l'*air atmosphérique*, soit à l'*eau*, au *levain*, à la *température*, à l'*humidité*, aux *blés*, enfin, suivant leur origine. J'avais, en effet, à me placer à ces différents points de vue, car dans l'espèce étaient réunies les questions les plus complexes.

Et d'abord, selon les usages de la boulangerie actuelle consistant à employer simultanément plusieurs sortes de farines, qui pour réaliser plus de blancheur, qui pour donner plus de corps, l'on avait employé une farine M obtenue à la meule française après humectation du grain, et une farine S moulue avec le grain sec passé au cylindre hongrois. La dernière était en parfait état avec 10 0/0 de gluten sec, très-élastique; la première, au contraire, laissait percevoir à travers les doigts des pelotes ou marrons encore peu consistants avec 8 0/0 de gluten moins élastique et surtout faisant moins la toile; cette farine était donc un peu échauffée; de là, la nécessité de faire séparément deux ou trois pains avec chacune des deux. L'expérience a donc été faite et les deux sortes de pain se sont trouvées contaminées, la première un jour plus tôt et plus largement; le fait fâcheux n'a pas moins été doublement acquis et trois fois confirmatif.

1° *Quelles pouvaient bien être les causes?*

La boulangerie B..., incriminée, était infectée par le vent d'ouest apportant dans son intérieur les senteurs d'une usine contiguë dont les dépotoirs reçoivent les vidanges de la Ville pour les convertir en sulfate d'ammoniaque.

Était-ce là une indication ?

L'eau chaude employée était blanchie par les mains des garçons boulangers et pouvait promptement s'altérer; le levain paraissait peu actif; le pain était très-peu cuit.

Il y avait donc convenance à transporter au loin, soit aux Brotteaux, les épreuves de panification, en puisant nos prises d'essai de farine dans le milieu des sacs saisis et non encore ouverts. Là, eau, atmosphère, levain, four, tout devait être changé, sauf, hélas! les résultats qui demeurèrent à peu près identiques, car deux ou trois jours, quatre au plus, suffirent à la reproduction des champignons ou moisissures orangées sur les surfaces sectionnées des nouveaux pains. Sur l'un d'eux, une pâte étrangère a été additionnée d'ammoniaque avant sa mise au four, et le troisième jour le jaunissement parasitaire était exceptionnellement manifeste; c'était là un aliment de plus pour le développement du végétal, mais non un élément de production comme il sera dit plus loin.

2° Les *farines saisies* étaient-elles spécialement entachées d'un vice caché que révélait seule la panification après quelques jours d'attente ? Sur mes ordres, d'autres pains furent fabriqués de nouveau à la Mouche, aux Brotteaux, puis à Vaise, à Lyon, rue Lanterne, rue de la République, rue de l'Hôtel-de-Ville, à Mâcon, à Provins; à Paris et dernièrement, enfin, à Marseille, avec des farines premières, de provenances diverses et dans les meilleures boulangeries. Or, à de très-rares exceptions et dans des conditions variées, sur lesquelles j'aurai à revenir, le champignonnage qui avait appelé mon attention, et que l'on pouvait croire être un fait isolé, s'est généralisé avec plus ou moins d'intensité sur toute la ligne. Étant donc donnée cette observation, que devenaient la responsabilité du prévenu et son recours contre les minotiers ses fournisseurs ? Les farines, en effet, ont été des plus diverses, exotiques et indigènes, et je vais dire les circonstances variées de fabrication en poussant plus loin la recherche des causes.

Mais ici faisons d'abord une contre halte pour indiquer les signes micrographiques des champignons rouges du pain, et nous verrons ensuite comment on obtient la manifestation du phénomène principal.

3° L'*oïdium aurantiacum* se présente à l'œil nu par petites touffes arrondies très-compactes avec petits filaments très-serrés, hauts de trois à cinq millimètres, avec filets irradiés d'un blanc jaunâtre poussant dans la direction des rayons d'une sphère et terminés par des spores que la lumière, nécessaire, du reste, orange très-manifestement. Au microscope le mycelium a des filaments cloisonnés formés d'articles ; quelquefois un petit succède à un très-grand : rameaux et ramules dichotomes, divariqués non en corymbes ; les articles terminaux très-irréguliers, finissant par des spores légèrement elliptiques colorés en faisceaux apparaissent dans les quarante-huit heures ; tel est l'aurantiacum de Leveillé. J'ai vu, sous le microscope, l'eau disloquer les articles et d'autrefois ces derniers se grouper de nouveau bout à bout. En désagrégeant ces articles et ces spores par un soluté faible de potasse caustique, une goutte de soluté d'iode et quantité suffisante d'acide sulfurique dilué, on colore en bleu virant au violet la partie des enveloppes formées de cellulose non imprégnée de matières azotées, puis après action plus profonde on voit des guttules huileuses et des granules de corps azotés.

La Commission nommée pour l'étude faite en 1842 signale un deuxième champignon plus rosé et cloisonné de cinq à dix millimètres ; ce doit être le *Penicillum roseum*. A la même époque, Montagne a distingué et défini une autre espèce étudiée par lui en 1841 : c'est le *Penicillum sitophilum* de (σἶτος froment) à filaments presque simples jusqu'au sommet où ils se divisent en ramules, formant un corymbe général divisé en corymbes partiels dont l'ensemble rappellerait, avec étranglement entre la base et le sommet, la forme d'une sorte d'haltère. M. Ant. Magnin en a constaté la présence dans nos pains.

Le *Penicillum roseum* de Linck est plus grand, ai-je dit, son mycelium non cloisonné possède des chaînes de spores en corymbes partiels.

M. Commaille a vu dans le pain ainsi champignonné de

petits corps longs, grêles, formés de deux ou trois parties unies par une sorte de charnière que M. Courbier a considérées comme des cadavres de bactéries, que l'on a retrouvés dans bien des fermentations.

4° *Manifestations.* — Dans le pain suspect *entamé*, l'on voit, soit par groupes, soit par masse centrale, ou couronne circulaire, la mie se recouvrir successivement de la production cryptogamique orangée, savoir : de l'*Oïdium aurantiacum* de Leveillé ; du *Penicillum sitophilum* de Montagne. L'on a signalé aussi un thamnidium de même couleur.

Dans les conditions les plus favorables, soit notamment au mois d'août, l'oïdium en question envahit toute la surface et occupe seul toute la scène ; s'il se manifeste plus lentement, il est précédé de productions plus connues ou moisissures communes aux pains rassis : *Penicillum glaucum*, végétal blanc filamenteux de Dutrochet que MM. Andral et Gavaret ont vu les premiers se développer sur les albuminoïdes acidulés ; autres taches ou plaques blanches dues au *Mucor muscedo*, puis le *Botrytis grisea* de Krassinsky, les taches noires du *Rhysopus nigricans* du même auteur ; le *Bacterium* de Poggiale, l'*Ascophora muscedo* complètement noir lorsqu'il arrive à la maturité ; vertes ou bleues de l'*Aspergilus glaucus* et du *Penicillum glaucum* : ces colorations diverses sont dues aux spores de ces cryptogames.

Marchand, Duvivier et plusieurs médecins ou vétérinaires ont signalé les effets nuisibles des champignons, du pain et des moisissures des fourrages sur les animaux. Le porc nous a été cependant désigné comme les mangeant impunément. L'homme, prévenu par ces colorations insolites et répugnantes, sait s'y soustraire en enlevant les couches atteintes par le développement des sporules ; mais il y a quelques réserves à faire au sujet de l'oïdium aurantiacum qui, plus spécialement, nous occupe, attendu qu'il n'existe pas toujours seulement sur la surface sectionnée et que son apparition abondante est précédée pendant quelques heures d'un phénomène de décomposition profonde, comme je l'établirai plus loin, qui rend certainement le pain indigeste et c'est, sans doute, ce qui est arrivé à l'ouvrier A...

Ce pain contaminé acquiert un très-mauvais goût. Est-il dangereux dès la veille du développement cryptogamique orangé ou rouge? Ce qui est certain, c'est qu'il l'est peu avant et c'est là une circonstance grave qui fait son principal danger ; puis il l'est encore après, lorsque est venue la dessication, quoique le champignon par lui-même soit dit non vénéneux.

En effet, cette production très-rare, du reste, a été observée à Paris en 1842 sur des pains de troupes baraquées autour de la capitale et les éleveurs qui en achetèrent les rebuts pour leurs vaches virent que le premier effet produit sur ces dernières fut de tarir immédiatement la sécrétion lactée. Le cheval s'en défend un peu par l'odorat; témoin l'expérience faite sur un cheval aveugle et affamé.

5° L'*accès de l'air* m'a paru indispensable à la production parasitaire de ces champignons. En effet, elle n'a pas lieu dans le pain resté entier; elle se manifeste seulement sur la mie et d'abord dans les fissures ou baisures de la croûte, tant que le pain n'est pas entamé ; tandis que cette dernière reste toujours indemne en raison de la température, 200 à 300° qu'elle a subie au four. Pour rendre l'action de l'air plus sensible, j'enlève horizontalement dans presque toute la largeur du pain une calotte épaisse que je replace par à peu près, et bientôt, en été du moins, lorsque l'air a remplacé dans les alvéoles l'atmosphère carbonique qui s'y trouve, le pain placé à plat remouille, s'échauffe, la température s'élève même jusqu'à 48 et 50°.

Le champignon orangé se développe abondamment; la mie redevenue pâteuse, laisse écouler pendant la ressuée un liquide capable de traverser plusieurs doubles de papier à filtrer et de fournir au-delà des coulées qui, sur le bois, le marbre, la fonte, vont végéter à leur tour moins activement que sur le pain, il est vrai, mais sous forme de traînées blanches et orangées du plus bel aspect.

L'odeur du pain est alors infecte et le phénomène s'arrêtera en partie par dessication, mais il pourra être plus sûrement prévenu par elle.

L'air a été nécessaire, ai-je dit, car c'est en vain que j'ai gardé trois, cinq et huit jours le pain entier, soit dans mon cabinet, soit au grenier sec, soit à la cave très-humide ; l'on ne trouve rien à l'ouverture.

6° Ce n'est qu'après avoir coupé le pain en deux tranches que la double action de *fermentation* et de champignonnage orangé se produit ; le ressuage la précède ou l'accompagne : l'humidité du caveau n'a apporté ici aucune précocité, au contraire ; je constate le fait en me gardant bien d'en tirer une conséquence contraire à l'humidité, attendu que l'abaissement de la température du caveau explique seule plus rationnellement le retard d'un jour ou deux observé dans l'espèce. J'ai pratiqué enfin pour favoriser la ressuée et le champignonnage, la mise à plat des pains ; déjà l'on avait signalé l'influence fâcheuse de l'entassement.

Cette fermentation donne lieu à une production alcoolique, puis acétique très-prononcée ; cette dernière attaque le gluten cuit, le liquéfie, aussi la mie devient-elle pâteuse, comme je l'ai dit, lorsque le phénomène est intense; mais ce n'est pas tout, car j'ai constaté que l'eau qui en découle contient de l'acide acétique libre, de l'acide lactique et du lactate d'ammoniaque. Or, la production lactique ouvre la voie à la série butyrique, valérique, propionique. C'est donc là une fermentation secondaire, vicieuse ; c'est elle qui va altérer le pain et le rendre sans doute insalubre, car le champignon dont il s'agit n'est, dit-on, point toxique par lui-même. Ce parasite est-il, à un moment donné, l'agent provocateur de la fermentation ? ou cette dernière est-elle la cause initiale du phénomène ? Et d'abord, j'ai vu la fermentation se manifester seule avec élévation de température, même avec les pains non ouverts ; puis, j'ai vu d'autre part le champignon jaune n'apparaître qu'après le contact de l'air ; enfin, en plaçant ledit oïdium dans une atmosphère close communiquant à l'aide d'un tube dans une cuvette à mercure, j'ai été témoin de l'absorption d'oxygène rendue manifeste par l'ascension permanente du métal, et cette absorption par fixation, sans émission sensible, comme indispensable à l'existence du végétal se fait sans déterminer une fermentation alcoolique ou acide dans un liquide sucré.

Dans le milieu acide du pain fermenté, il y a surtout place pour les mycodermes et non pour les infusoires.

Sans doute encore, la fermentation secondaire du pain pourrait à la rigueur obéir à une cause indépendante de celle qui nous occupe, tandis que le champignon a besoin à la fois et d'un germe ou vice caché pour naître, puis du contact de l'air et du résultat de la décomposition du pain pour vivre.

Ce qui est certain et confirmatif de cette dernière opinion, c'est que là où la fermentation a été la plus manifeste et a produit en quelque sorte plus d'engrais, c'est là aussi que le champignonnage a été le plus prononcé.

J'insiste donc sur cette question de fermentation parce que tant aux points de vue de l'altération du pain, de l'action insalubre de ce dernier, de l'influence sur l'étendue de la manifestation parasitaire que de son action préalable et nécessaire, elle me paraît jouer un rôle très-important.

Au fait de la nécessité de l'intervention de l'air, ajoutons que la *lumière* la plus diffuse suffit; mais venu à l'ombre l'oïdium est pâle; vingt-quatre à quarante-huit heures de lumière vive donnent à la coloration toute son intensité. M. Commaille a constaté que cette matière colorante insoluble dans l'eau, presque insoluble dans l'éther, se dissout très-bien dans l'alcool; l'évaporation spontanée du soluté au soleil suffit pour la décolorer rapidement.

7° *L'humidité* est aussi nécessaire : mais si j'ai fait des réserves à l'endroit de l'influence de celle de mon caveau, c'est que d'abord les pains n'y étaient pas ouverts, la température s'y était abaissée et finalement le ressuage que j'ai observé vient démontrer que le pain possède en lui, et à plus forte raison lorsqu'il est mal cuit, et un degré d'humectation suffisant et au besoin les éléments de l'eau apportés par la décomposition de sa propre substance.

L'eau d'hydratation n'aura pas moins une large part au point de vue initial et pratique, mais sa participation aux premières phases qui nous occupent est sûrement liée ici à la question de la qualités des farines et corrélative aussi de la forme du pain.

En effet, la prise d'eau est variable pour la formation de la pâte; elle peut être forcée, maladroite, ou en raison inverse de la qualité des farines; mais après la cuisson, la quantité gardée se régularise en quelque sorte et est plus en rapport directe avec la valeur de la matière première.

La farine M inférieure a pris plus d'eau, en a gardé moins et son pain a plutôt remouillé et champignonné. Cependant avec même farine, un excès d'eau gardé de 3 à 4 0/0 fournira plus prompte ressuée ; cet excès est facilement maintenu dans la mie par la formation prompte d'une croûte dure surprise à dessein par la température élevée du four. Cette croûte représente 1/6, la mie 5/6. On trouve assez normalement eau de mie 45 0/0, et eau de croûte 15 0/0 ce qui constitue une moyenne de 40 0/0, tandis que dans l'espèce j'ai vu la moyenne forte due à l'état de la mie monter de 33 à 43 avec 47 0/0 d'eau pour la mie seulement.

Les pains de munition contiennent 50 0/0 d'eau dans leur mie, soit 5 0/0 de plus que celui des boulangeries civiles, et les deux exemples que j'en pourrais citer m'ont donné du très-bel oïdium et cela fin saison.

Mais je vais dire enfin où est la preuve la plus convaincante de l'intervention de la quantité d'eau ; elle est dans cette circonstance que les pains fendus que j'ai fait faire pour les comparer aux nombreux pains ronds étudiés, pains fendus contenant généralement de 4 à 8 0/0 d'eau en moins, ont résisté 3 à 4 fois plus, c'est-à-dire pendant quinze à vingt jours et n'ont donné que des traces de champignons orangés.

Or ce n'est point par le fait d'une élévation de température à la cuisson, car leur croûte était moins dure et s'est moins opposée à la dessication, soit dans le four, soit ultérieurement à l'air libre. Les pains longs restent plus sûrement indemnes.

8° *La température et l'influence saisonnière* doivent être mises aussi en ligne de compte, attendu que si les manifestations ont été énergiques en juillet avec 30° (2 à 3 jours) et août (4 à 5 jours), je les ai vu décroître en septembre et en octobre. En exagérant l'application de la chaleur, l'on tue le germe dans la croûte, soit par 200 à 300°. On le conserve dans la mie à peine soumise à 100°, dans la même cuisson, les spores dont il s'agit ne perdant leur vitalité que passé 120°.

Or, la croûte ne champignonne jamais, alors même qu'elle est placée dans un milieu humide et reçoit nécessairement l'influence de l'air ambiant, ce qui tend à démontrer à la fois que les germes y sont détruits et qu'elle n'a pas de réceptivité pour les germes extérieurs ou spores du végétal parasitaire qui nous occupe.

Est-ce à une légère différence de température que l'on doit attribuer quelques résultats singuliers dont je vais dire un mot ?

9° Est-ce à l'influence de l'*air plus ou moins pur ?* Je veux parler du changement *de milieu* à petites et à grandes distances. Et d'abord, sur un même rayon, c'est-à-dire dans la même atmosphère, j'ai eu des pains de diverses sortes, les uns champignonnés plus ou moins promptement, les autres non.

J'ai envoyé, d'autre part, à 100 lieues de Lyon, à des époques différentes, de la farine saisie S M pour y faire du pain, et du pain fait à Lyon avec ces mêmes farines pour y être ouvert. La moitié des spécimens a donc été ouverte et observée à Provins, l'autre ouverte et observée à Lyon à partir du même jour et de la même heure. Or, la manifestation a été trois fois plus lente et dix fois moindre à Provins; de deux pains faits dans cette dernière ville avec la farine du pays, l'un y est resté indemne, après vingt jours ; l'autre a donné des traces manifestes, à Lyon, avant la même période prolongée. Un pain, enfin, de la manutention militaire a donné très-peu de mucédinées orangées à Provins ; la même farine panifiée à Lyon m'a fourni un de mes plus riches exemples : mêmes relations et mêmes résultats avec Mâcon.

Qui ne sait enfin que les pains, dans nos campagnes, restent entamés pendant huit jours, quinze jours et plus, et cependant contractent à peine quelques moisissures blanches, grises ou vertes : et ce n'est qu'après bien des recherches que j'ai pu me procurer un échantillon de cette provenance rurale, offrant un point maculé d'oïdium aurantiacum. Il est vrai que l'on n'y fait pas de mélange de farines comme dans les boulangeries de la ville, que l'on y emploie aussi moins de farines exclusivement premières ou rondes ; finalement le levain y est moins énergique et plus abondant. Chaque jour, enfin, en coupant de nouvelles tranches pour les besoins surtout de la ferme, l'on remplace les couches extérieures, suivant la judicieuse observation que m'a faite M. le Dr Chassagny.

Je n'en suis pas moins tenté d'inférer de ces quelques observations que les fermentations vicieuses se produisent plus facilement dans les grands centres de population que dans les milieux plus restreints ou moins habités.

Quant aux mélanges très-variés de farines par la boulangerie, ne peut-on pas les comparer à ces mariages de vins divers qui font si souvent mauvais ménage ?

10° En ce qui concerne les *ferments naturels* utilisés dans la panification, il y a lieu de noter ici encore quelques constatations. J'ai mis en comparaison deux pains faits à Lyon, l'un avec la levure d'Alfort, actuellement très-usitée, surtout ailleurs, et un pain de même farine, fait à la même heure, avec du levain ordinaire (par M. L...) ; le premier a jauni après dix jours, l'autre à peine à la fin de la troisième semaine.

Deux pains préparés avec la même précaution m'ont été expédiés de Paris : celui avec levure a champignonné jaune après six jours d'ouverture ; l'autre, avec levain, est arrivé à dessication sans traces d'oïdium. Enfin, dans nos campagnes, le levain est, ai-je dit plus haut, faible, mais on l'emploie en grandes proportions.

Les levains forts, en définitive, ne paraissent donc pas demeurer étrangers à la seconde poussée ou reprise de la fermentation dans les pains ronds à mie très-hydratée et laissés ouverts pendant quelques jours.

L'usage des pétrins mécaniques rend le travail plus facile et, dit-on, plus salubre ; mais on a constaté que ce mode de pétrissage occasionne plus de lenteur de fermentation ; de là la nécessité d'une compensation par une plus forte dose de levure, d'où l'on a conclu que le pétrissage à bras d'hommes détermine une fermentation plus rapide par la chaleur et l'introduction de la sueur des geindres dans la pâte (Payen).

Il est même question en ce moment de charger, à ce point de vue, la police sanitaire de soumettre à l'inspection le personnel de la boulangerie.

11° Il me reste encore, toujours au point de vue étiologique, à parler *des blés*, tant indigènes qu'étrangers. J'ai remarqué d'abord dans nos pays, sur le plateau de l'Ain, par exemple, une tendance fâcheuse qui, sûrement, doit être devenue générale ailleurs : c'est que les batteuses que l'on fait circuler dans les campagnes viennent, immédiatement après les moissons, solliciter les fermiers ou propriétaires et obtenir de faire en un jour le travail que deux hommes mettaient deux mois à faire à l'approche de l'hiver ; c'est bien séduisant et satisfaction est donnée aux détenteurs de machines, et bientôt le grain est mis en grenier ou en sac.

Mais quelle différence avec les blés gardés deux mois en meules ou en moyettes ! Qui ne sait, en effet, que dans ces conditions dernières, les gerbes préservées d'une dessication trop prompte laissent aux grains le temps d'acquérir une maturité parfaite en absorbant les sucs de la partie supérieure des tiges, tellement que l'on obtient plus de produits, le blé est meilleur et le grain est moins altérable. Or, cela peut avoir de graves conséquences dans les mauvaises années, aussi y a-t-il là de grandes questions intéressant et l'alimentation et la salubrité. Comment les comices agricoles n'interviennent-ils pas ? Que sont devenus les bans d'août ?

Mais encore quelques mots des blés en ce qui regarde cette sorte de maladie du pain, accompagnée de la réapparition de l'oïdium aurantiacum. Je remarque qu'elle se montre au lendemain d'une année de disette, c'est-à-dire d'insuffisantes et de mauvaises récoltes, qui ont fait, en outre, affluer en France pour des centaines de millions de francs les blés étrangers ; et dans quelles conditions de précipitation, de maturité incomplète, de transports défectueux, de recours aux vieux stocks, se sont effectués ces arrivages ? Les minotiers protestent bien de leur vigilance, mais je ne sache pas que les mauvais grains aient fait retour à leurs pays d'origine.

Je ne veux point médire de la Russie méridionale ; mais en temps ordinaire, dans ces contrées où l'on fait des récoltes de blés dits d'hiver, semés en automne, et d'autres dits d'été, semés au printemps, ces derniers valant moins ; contrées éloignées de toutes voies de communication ; lorsque le paysan a prélevé ce qu'il lui faut pour sa consommation, le grain n'est pas mis en silos, il est laissé en tas jusqu'au passage d'un israélite qui achètera le reste de la récolte ; la neige seule viendra recouvrir ces tas de grains et les préserver quelque peu. Plus tard, si l'israélite n'a point passé, le grain servira à la confection de boissons fermentées ; mais en temps de disette il n'y a pas que les juifs qui passent partout où cela est nécessaire, et qui sait si nous n'avons par mangé des grains neigés et soumis aux risques des emmagasinages et importations ?

J'ai cru un instant pouvoir incriminer exclusivement les blés exotiques ; j'ai donc obtenu la confection simultanée de pain de blé de Red-Winter (Amérique) et de farines de Bourgogne très-pures, mais ce dernier a champigonnné cinq jours plus tôt. Un pain fait avec la farine du Bourbonnais a très-bien résisté ; elle provenait d'un grain dit blé bleu, qui, originaire d'Egypte, réussit très-bien dans cette contrée.

J'ai rencontré, d'autre part, une très-grande solidité, solidité absolue, dans un pain fait à Lyon avec de bonnes farines de deux et trois ans, c'est-à-dire d'une origine antérieure à l'époque d'approvisionnements défectueux que nous venons de traverser (boulangerie de M. L...).

12° J'ai pris pour titre : *réapparition* de la maladie du pain en 1880, parce que déjà, en 1842, une infection cryptogamique de même nature, ai-je dit plus haut, s'était emparée des pains de troupe à Paris, et une Commission, composée de MM. Dumas, Pelouze, Payen, de MM. de Joinville, sous-intendant, Charlier, syndic de la boulangerie, avait été chargée de cet examen et de faire promptes propositions.

Or, à cette époque, on était encore au lendemain de la disette de blé de 1841. Remonte-t-on en arrière, il faut aller à 1832, année d'invasion du choléra, après deux années de détresse en céréales, 1829 et 1830, pour trouver quelque chose d'analogue.

Puis, après ces deux manifestations, sont venues celles de 1849, à la Bastide (Gironde), à Florac, à Poitiers et, en 1856, dans les pains des boulangers de Bordeaux. Je m'informe et j'apprends qu'en ces deux années encore, par suite de récoltes en céréales rares et défectueuses, les farines étaient très-chères.

En 1871, encore une manifestation de ce genre, et je remarque qu'alors, pour suppléer au manque de blé national, les grains étrangers commencèrent à affluer en France.

En dehors de ces années malheureuses, soit cinq à six dans un demi-siècle, l'on ne retrouve que quelques cas isolés, notamment en Afrique, où M. Millon a eu l'occasion de les observer.

Dans les intervalles, il n'y a pas eu que des faits inaperçus, il y a à compter les deux faits cités plus haut, celui du blé contaminé en 1841 et non contaminé en 1842, celui du pain indemne que j'ai fait faire en 1880 avec des farines antérieures à 1879 ; il y aurait à ajouter, enfin, l'exemple ci-après fourni par les pains moisis du ravitaillement manqué de notre armée de l'Est, en 1870. De nombreux fourgons de pains, que la boulangerie civile de Lyon s'était aidée à remplir et qui ont été égarés, perdus, abandonnés, ont fourni des milliers de quintaux de pains moisis, vendus à vil prix pour le bétail. Or, dans ces masses délaissées, beaucoup de pourriture grise et noire, me disait un fermier, mais point de pourriture jaune.

A Lyon, en 1880, cette sorte de maladie du pain a passé heureusement inapercue, pour ainsi dire ; elle aurait assurément jeté un effroi considérable dans la population de notre ville, si, dès les premiers jours de juillet ou d'août, l'on avait fait savoir qu'en gardant deux ou trois jours de plus les restes de leurs pains frais, les habitants verraient sûrement la mie se ramollir, suivant l'intensité du phénomène, devenir indigeste, se couvrir de champignons orangés et contracter une odeur infecte.

La Commission de 1842 proposa des mesures qui furent très-efficaces : la farine suspecte fut mélangée de 50 0/0 de farine irréprochable, l'on prescrivit de mettre moins d'eau dans la pâte, de cuire davantage et saler plus. (Eau 46 à 50 0/0 trouvée au lieu de 44-45, fut réduite à 40 0/0.) Et de par le ministre de la guerre, ce qui serait plus difficile à un ministre de l'intérieur, ordre fut donné de manger le nouveau pain dans les vingt-quatre heures.

La Commission a cru pouvoir attribuer la cause cherchée à la présence de germes adhérents à l'épisperme des grains, sans toutefois le démontrer, ainsi qu'on le lui a reproché, et cependant elle a exprimé quelques observations, notamment sur le nettoyage préalable du blé ; aussi conseilla-t-elle de se tenir en garde contre les altérations dont les parties corticales de la semence peuvent être le siège.

D'après elle encore, les remoulages que l'on retrouve surtout au-dessous des pains n'étaient pas étrangers à l'infection : je crois être plus près de la vérité en disant que ce qui champignonne alors au-dessous du pain est dû à la ressuée dont j'ai parlé plus haut.

Mais au point de vue du nettoyage préalable du grain, j'ai fait faire du pain à Marseille, parce que si l'usage est encore général dans nos pays d'humecter le blé avant de le passer à la meule, il est encore de tradition, dans les Bouches-du-Rhône, de le laver avant de le livrer à la mouture.

Or, ce pain marseillais s'est montré jusqu'à présent réfractaire, soit depuis vingt jours.

Ajoutons, en terminant, que les germes de l'oïdium ont bien été trouvés sur les blés de 1841 ayant donné naissance aux pains champignonnés de 1842, par M. Gauthier de Claubry, mais n'ont point été retrouvés par lui sur la récolte de ladite année 1842 ou récolte suivante.

Résumé. — En définitive, dans ce travail j'ai signalé la réapparition d'un fait grave de champignonnage orangé du pain, fait rarement observé, cinq ou six fois dans ce demi-siècle, mais surtout étudié en 1842. J'ai rattaché le fait de 1880 aux précédents, en observant que chacune de ces époques succédait à une année de disette, c'est-à-dire d'insuffisantes et de mauvaises récoltes. Je l'ai constatée sur du pain blanc de farines premières, alors qu'elle avait été remarquée principalement sur des pains de farines rondes et de manutention militaire. Je l'ai revue enfin et très-promptement sur divers pains de munition.

Grâce à une large section transversale que j'ai pratiquée sur les pains mis en expérience, j'ai obtenu à volonté le maximum de l'intensité du phénomène. J'ai dû noter la nécessité de l'intervention de l'air, circonstance qui semble n'avoir pas été signalée, puis établir que l'élévation de température n'était pas due, comme on croyait l'expliquer, à une consommation ou assimilation de la substance par le champignon naissant, mais bien à une fermentation secondaire vicieuse, très-acide, liquéfiant le gluten et décomposant la mie avec production ammoniacale, au point de rendre le pain indigestible et dangereux pour la santé publique, voire même pour le bétail ; aussi ai-je insisté sur le rôle important joué par cette reprise de fermentation.

Cette maladie du pain a pourtant, ici, passé inaperçue pour ainsi dire ; un seul cas a été signalé, mais soixante fois je l'ai reproduite sur soixante-six expérimentations, et si elle n'a pas eu de résultats plus tangibles ou fâcheux, c'est que le pain a été consommé frais dans les quarante-huit heures, alors que, en raison de la température et des influences saisonnières, le mal, c'est-à-dire la fermentation avec production du parasite cryptogamique orangé, ne se manifeste qu'après deux ou trois jours d'ouverture en juillet, quatre à cinq jours en août, sept à huit jours en octobre et ainsi de suite jusqu'aux froids.

En ce qui regarde la conservation ou tenue des pains, j'ai observé que leur mise à plat était aussi dangereuse que leur entassement.

La fermentation même prolongée de la pâte de farines suspectes non cuites ne donne pas naissance à l'oïdium aurantiacum, mais, comme il a été dit, c'est la fermentation secondaire du pain cuit à mie très-hydratée, et, d'autre part, ayant nécessairement pour origine des blés de conservation suspecte.

A l'appui de cette dernière assertion, j'ai pu invoquer non-seulement les manifestations suivant de près les mauvais approvisionnements de grains, mais ne puis-je pas encore ajouter : les résultats négatifs (*a*) des longues périodes sans plaintes (*b*), de la non altération des blés de 1842 succédant aux blés de disette et altérés de 1841 (*c*), de nos fourgons de pains moisis de l'armée de l'Est, sans oïdium (*d*), de ma panification indemne de 1830 avec des farines antérieures à 1879, ne viennent-ils pas justifier mon dire en restreignant le cercle d'action fâcheuse à des années de récoltes mauvaises et d'arrivages de toutes sortes, comme ceux dont 1880 a consommé le produit ?

Mes observations se sont étendues à des pains provenant de localités très-éloignées les unes des autres, puis à des blés tant indigènes qu'exotiques et le fait s'est généralisé sous mes yeux en conservant plus d'intensité en notre ville. J'ai cru devoir m'arrêter un instant aux défauts de soin, qui, de plus en plus, s'accusent à l'endroit des blés livrés à la consommation avec ce principal objectif : réaliser vite avec le moins de travail possible, et j'ai parlé seulement de l'intervention prématurée des batteuses, puis de l'hydratation excessive de la mie des pains ronds et signalé la résistance relative des pains fendus et presque absolue des pains longs.

Ainsi donc, la production insolite qui nous occupe exige un concours de circonstances et une suite de phénomènes comprenant :

1e la souffrance préalable du grain en des années de mauvaises récoltes ;

2° L'hydratation excessive de la mie ;

3° L'ouverture du pain ou exposition de sa mie à l'air ;

4° Une température ambiante élevée, 25 à 30° ;

5° Une fermentation secondaire plus ou moins active, acide et ammoniacale.

Quant au danger, il naîtra surtout de cette altération plus ou moins profonde du pain et pourra même exister plusieurs heures avant la manifestation du champignon coloré.

Une courte halte m'a permis de m'arrêter à l'examen micrographique des champignons orangés du pain ; elle a fait connaître les résistances extrêmes de la faculté végétative de leurs germes de — 30° à + 120° T.

Une étude plus étendue nous eût fait assister aussi aux prodigieuses multiplications de leurs seminules infiniment petites, et par contre aux difficultés multiples qu'elles ont à vaincre et aux conditions relativement spéciales qu'il leur faut réaliser pour arriver à produire qui par segmentation, qui par gemmation ou bourgeonnement, les divisions premières des cellules mères, leurs mycelium légers et leurs spores de couleur éclatante, c'est-à-dire tout l'ensemble souvent ajourné de leur évolutilité complète.

Peut-être nous eût-il été donné d'être à ce propos initié

à des cas de mode particulier de développement et d'accommodement à divers milieux, c'est-à-dire à l'un de ces cas de polymorphisme qui deviennent de moins en moins hypothétiques.

Tantôt envahisseurs, tantôt disparaissant pendant de longs intervalles jusqu'à de rares occasions favorables, ces champignons, étudiés dans leur réapparition, offriraient encore un intéressant sujet de recherches se rattachant à la mycologie des fermentations, que je n'ai fait qu'aborder.

Et s'il nous est facile de croire, sans intervention de procréation nouvelle, que ces champignons ont pu exister, quoique non signalés depuis que le pain sert de nourriture à l'homme, il est permis aussi d'ajouter que les naturalistes, avant les derniers travaux des micographes, ont pu improprement appeler sommeil ce qui n'a été qu'activité incessante et morphoses continuelles n'aboutissant pas à un individu parfait avec ses spores reproducteurs.

Mais, dès à présent, ne peut-on pas craindre de voir, l'été prochain, le prompt retour du mal aujourd'hui signalé, de même que l'on a vu l'oïdium Turkeri apparaître sur les ceps de Margate, à Londres, en 1845, se montrer, en 1850, à Versailles et depuis envahir les vignobles de France sans désemparer ?

Cependant, pour ne pas finir sur ces prévisions alarmantes, ajoutons que j'ai signalé plusieurs faits qui permettent d'en douter et que finalement la science et l'administration ne seraient point désarmées, car l'on trouverait dans la préparation préalable du grain, par lavage préalable ou emploi de ventilation avec grenier mobile, dans la forme, enfin, la cuisson, le degré d'hydratation et la tenue du pain, des garanties de premier ordre.

DU MÊME AUTEUR

Mémoire sur la végétation, analyse des gaz confinés dans les plantes, selon les organes et les différentes heures du jour, etc. (Annales de chimie et de physique, 3e série, t. XI, F.-C. CALVERT et E. FERRAND).

Mémoire sur les caustiques, point de vue chimique et application. Broch. in-8°. 1855.

Des alcoolatures comparées aux extraits gommeux Opuscule. 1855.

Notice sur le spirotherme métallique, de l'invention de l'auteur. 1857.

Mémoire sur l'éther et le chloroforme, considérés comme agents anesthésiques; leurs caractères communs et leurs caractères différentiels. Broch. in-8°. 1859.

Des eaux minérales naturelles découvertes à Reyrieux, près Trévoux (Ain). Analyse chimique et rapport. 1859.

Mémoire sur l'influence de la fumée des fours à chaux sur la vigne. Broch. in-8°. 1859.

Notice sur l'aconit au point de vue général, thérapeutique et pharmacologique. 1860.

Du Codex français, critiques et réformes. Broch. in-8°. 1861.

Ostréonomie. huîtres toxiques et huîtres comestibles diverses; de leurs différentes compositions et des choix que doit en faire la thérapeutique. Broch. 1863.

Bézoards, calcul et urine phosphatiques, étude de chimie pathologique. 1864.

Des matières colorantes dérivées de la houille; historique, préparation, nature et applications les plus générales. Broch. 1866.

Influence de la fabrication de l'aniline et des produits qui en dérivent sur la santé publique; rapport. 1866.

Secours aux noyés, leur assistance sur la berge à l'aide des *boîtes de secours*, leur sauvetage en pleine eau *sans appareil*. Broch. avec gravures. 1868.

Vœux de la pharmacie française, exprimés par les Sociétés pharmaceutiques de France dans leurs Congrès annuels de 1857 à 1870. — Mémoire lu au Congrès médical, IVe session, 1872.

Vin aromatique onctueux inaltérable pour la conservation du tissu cicatriciel, etc. Broch. 1872.

Cadavres et Cimetières. 1re partie. Étude préparatoire de la question des cimetières. Broch. 1873.

De la création d'un Codex universel et opportunité de sa réalisation prochaine. 1874.

Des Eaux minérales devant la taxe. Rapport. 1878.

BIBLIOTHEQUE NATIONALE DE FRANCE
3 7531 04114188 9

www.ingramcontent.com/pod-product-compliance
Ingram Content Group UK Ltd.
Pitfield, Milton Keynes, MK11 3LW, UK
UKHW021030200726
13857UKWH00004B/1681